Manal Abo El Magd
Sahar Mahmoud Zaki

Efeito do exercício físico nas actividades de vida diária dos adultos mais velhos

Manal Abo El Magd
Sahar Mahmoud Zaki

Efeito do exercício físico nas actividades de vida diária dos adultos mais velhos

ScienciaScripts

Imprint

Cover image: www.ingimage.com

This book is a translation from the original published under ISBN 978-3-659-81907-0.

Publisher:
Sciencia Scripts
is a trademark of
Dodo Books Indian Ocean Ltd. and OmniScriptum S.R.L publishing group

120 High Road, East Finchley, London, N2 9ED, United Kingdom
Str. Armeneasca 28/1, office 1, Chisinau MD-2012, Republic of Moldova, Europe
Printed at: see last page
ISBN: 978-620-8-17988-5

ÍNDICE DE CONTEÚDO

Efeito do Programa de Exercício Físico Estruturado nas Actividades de Vida Diária e nas Funções Cognitivas dos Idosos

Resumo

Antecedentes: Os adultos mais velhos sofrem alterações fisiológicas e cognitivas marcantes. A literatura refere que a prática diária de exercício físico tem um efeito positivo no funcionamento físico e cognitivo dos idosos. **Objetivo:** Avaliar o efeito do Programa Estruturado de Exercício Físico (PEF) desenvolvido sobre as actividades da vida diária e as funções cognitivas do idoso. **Sujeitos e métodos:** Para o presente estudo foi utilizado um desenho quase experimental (testes pré/pós) em que a amostra de idosos serviu de controlo. O estudo foi realizado num lar geriátrico de beneficência (secção feminina) na província de Gizé, com uma amostra conveniente de 45 mulheres idosas. Os dados foram recolhidos através de três instrumentos: ficha de avaliação de dados pessoais e clínicos e as duas escalas pré-pós (ou seja, a escala de atividade da vida diária "ADL" e a escala de observação das capacidades cognitivas dos enfermeiros "NOSCA"); ambas as escalas já tinham sido desenvolvidas e testadas anteriormente. **Resultados:** Os dados revelaram que, após a implementação da SPEP, foram encontradas diferenças estatisticamente significativas, indicadoras de melhoria, entre as ADL do idoso e a sua idade, a presença de rede de apoio, o número de descendentes e a história clínica. Também foram encontradas diferenças estatisticamente significativas, indicando melhoria, entre as ADL e as escalas NOSCA na amostra estudada antes e depois da implementação do SPEP. **Conclusões**: Tanto o nível de ADL como as funções cognitivas da amostra do estudo foram significativamente melhorados após a implementação do SPEP. É provável que o exercício físico regular tenha um efeito positivo no funcionamento físico e cognitivo dos idosos, resultando num maior nível de independência. **Recomendações:** Este estudo recomenda a aplicação em larga escala do SPEP desenvolvido em adultos mais velhos no Egito.

Introdução

Acredita-se que "o processo de envelhecimento é uma realidade biológica que tem a sua própria dinâmica, em grande parte fora do controlo humano. No entanto, está também sujeito às construções através das quais cada sociedade dá sentido à velhice. No mundo desenvolvido, o tempo cronológico desempenha um papel preponderante. Diz-se que a idade de 60 ou 65 anos, aproximadamente equivalente à idade da reforma na maioria dos países desenvolvidos, é o início da velhice (Heyn *et al* 2004). Na verdade, em contraste com os marcos cronológicos que marcam as fases da vida no mundo desenvolvido, a velhice em muitos países em desenvolvimento começa no momento em que a contribuição ativa já não é possível" (Graf 2008).

De acordo com o Departamento de Saúde e Serviços Humanos dos EUA (Administration for Community Living 2012), a população idosa continuará a crescer significativamente no futuro. A população com 65 anos ou mais aumentou de 35 milhões em 2000 para 41,4 milhões em 2011 (um aumento de 18%) e prevê-se que mais do que duplique para 92 milhões em 2060. Em 2040, haverá cerca de 79,7 milhões de pessoas idosas, mais do dobro do número registado em 2000. As pessoas com mais de 65 anos representavam 13,3% da população no ano de 2011, mas prevê-se que aumentem para 21% da população em 2040. Quanto à população com mais de 85 anos, prevê-se que triplique, passando de 5,7 milhões em 2011 para 14,1 milhões em 2040. Além disso, "com base em dados em linha do U.S. Census Bureau's e também em Population Estimates and Projections (USA department of health and human services administration for community living 2012).

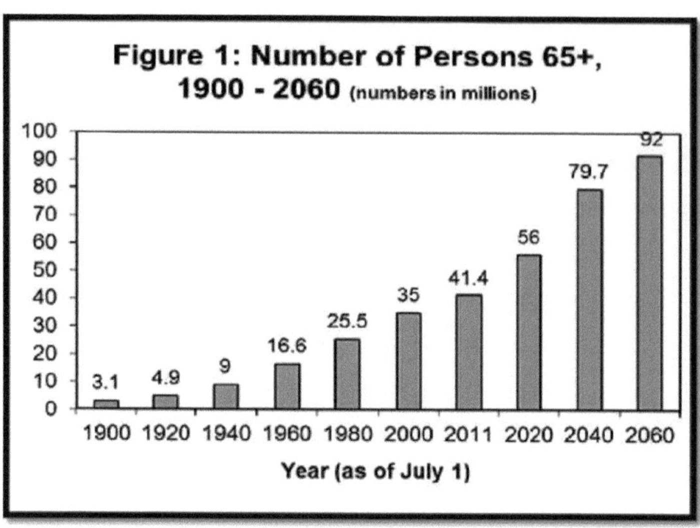

Fig. 1 Um perfil do crescimento futuro dos idosos americanos
Nota: Os incrementos em anos são desiguais.
http://www.aoa.goV/Aging Statistics/Profile/2012/4.aspx

O envelhecimento da população é um fenómeno que ocorre quando a idade média de um país ou região aumenta devido ao aumento da esperança de vida e/ou ao declínio das taxas de fertilidade. Tem-se verificado, inicialmente nos países economicamente mais desenvolvidos (MEDC), mas também mais recentemente nos países menos desenvolvidos economicamente (LEDC), um aumento da esperança de vida que provoca o envelhecimento das populações (Organização das Nações Unidas (ONU), 2013) .

Além disso, o envelhecimento da população é uma mudança na distribuição da população de um país para idades mais avançadas. Isto reflecte-se normalmente num aumento da idade média e mediana da população, num declínio da proporção da população composta por crianças e num aumento da proporção da população idosa. O envelhecimento da população está generalizado em todo o mundo (Lievre, 2008).

Nos países desenvolvidos, o envelhecimento da população está mais avançado, mas está a crescer mais rapidamente nas regiões menos desenvolvidas, o que significa que as pessoas idosas estarão cada vez mais concentradas nas regiões menos desenvolvidas do mundo. O Oxford Institute of Population Ageing, no entanto, concluiu que o envelhecimento da população abrandou consideravelmente na Europa e terá o maior impacto futuro na Ásia (Organização Mundial de Saúde, 5 de maio de 2015).

Entre os países atualmente classificados pelas Nações Unidas como mais desenvolvidos (com uma população total de 1,2 mil milhões de habitantes em 2005), a idade média global aumentou de 28 anos em 1950 para 40 anos em 2010, prevendo-se que aumente para 44 anos em 2050. Os valores correspondentes para o mundo no seu conjunto são 24 em 1950, 29 em 2010 e 36 em 2050. Nas regiões menos desenvolvidas, a idade média passará de 26 anos em 2010 para 35 anos em 2050 (Relatório de Desenvolvimento Humano da ONU 2010).

A expetativa de um envelhecimento contínuo da população suscita questões sobre a capacidade dos Estados-providência de satisfazerem as necessidades da sua população. No início dos anos 2000, a Organização Mundial de Saúde estabeleceu diretrizes para incentivar o "envelhecimento ativo" e ajudar os governos locais a enfrentar os desafios de uma população envelhecida (Global Age-Friendly Cities) no que diz respeito à urbanização, habitação, transportes, participação social, serviços de saúde, etc

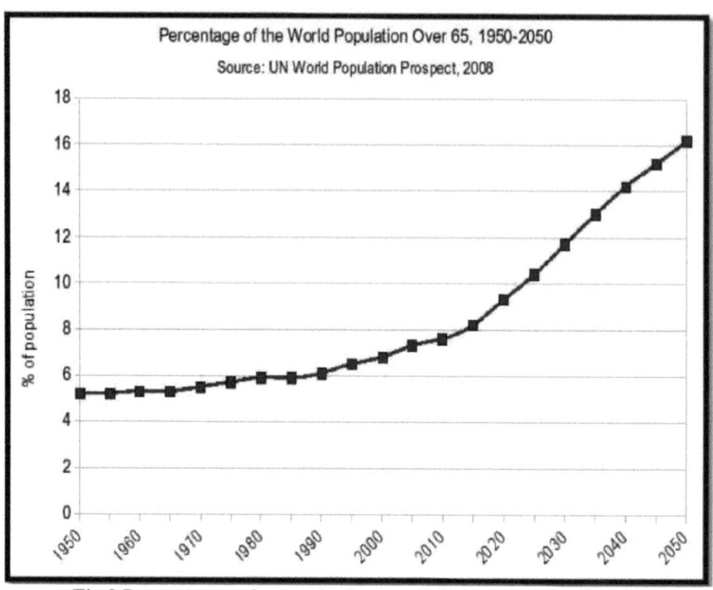

Fig.2 Percentagem da população mundial com mais de 65 anos

(http://305fit.org/2012/06/21/active-aging-the-benefits-of-staying-active-for-the elderly/http://nihsenionhealth.gov/exerciseforolderadults/healthbenefits/01.html).

O envelhecimento é considerado uma deficiência na medida em que provoca limitações no desempenho das actividades. A natureza do que é considerado "trabalho" também muda com a idade, especialmente entre os idosos reformados - espera-se que a natureza do trabalho mude de actividades avançadas da vida diária, como o trabalho pesado fisicamente exigente num ambiente industrial, para actividades básicas da vida diária (ABVD), como os cuidados pessoais e as actividades de higiene (Fricke, 2013).

Os estereótipos sobre o envelhecimento são muitas vezes inexactos. Nos países desenvolvidos, a maioria dos idosos vive de forma autónoma e mantém relações estreitas com a família e os amigos, o que pode não ser o caso nos países em desenvolvimento (OMS 2013).

A depressão entre adultos idosos institucionalizados é menos prevalente do que a depressão em adultos mais jovens. No entanto, os adultos mais velhos experimentam mudanças normais relacionadas com a idade que podem afetar o seu estilo de vida (American psychological association APA item 2 & item 3 2013). As alterações físicas comuns relacionadas com a idade incluem a deficiência auditiva, o enfraquecimento da visão e o aumento da probabilidade de artrite, hipertensão, doenças cardíacas, diabetes e osteoporose (APA item 3 & item 6 2013).

Relativamente ao funcionamento cognitivo, a velocidade com que a informação é codificada, armazenada e recebida pode diminuir com o envelhecimento (APA item 3 & item 6 2013). A rapidez do declínio da função varia com o sistema de órgãos em consideração, mas é relativamente constante num determinado sistema. Assim, a taxa de envelhecimento permanece a mesma até aos 85 anos, altura em que se acumulam mais alterações relacionadas com a idade (Woodford & George 2007).

A disfunção cognitiva é uma deterioração das funções intelectuais, como o pensamento, a memória e o raciocínio, com gravidade suficiente para interferir no funcionamento quotidiano (Andrew, Tiedt, Saito e Crimmins, 2015). Os pacientes com disfunção cognitiva têm problemas com a recordação verbal, a aritmética básica e a concentração (Suzuki *et al* 2012).

Um conceito importante é a distinção que deve ser feita entre o desgaste normal da função que ocorre em todas as pessoas com o avançar da idade e a perda de função que marca o início de alterações patológicas de uma ou mais doenças encontradas com maior prevalência no grupo etário mais velho. O não reconhecimento desta diferença pode levar, em muitos casos, à incapacidade progressiva devido a doenças tratáveis (Wiener, Joshua *et al* 2013).

De outro ponto de vista, um estudo estima os diferenciais de educação na esperança de vida com e sem deficiência cognitiva para a população não institucionalizada com 70 anos ou mais nos Estados Unidos. Os dados provam que as pessoas com baixos níveis de escolaridade têm mais probabilidades de ficar com problemas cognitivos e de o fazer numa idade mais precoce. Após os 70 anos de idade, as pessoas com baixos níveis de escolaridade podem esperar viver 11,6 anos e as pessoas com altos níveis de escolaridade 14,1 anos, sem deficiência cognitiva (Alley, Suthers e Crimmins, 2007).

Além disso, embora as pessoas com um nível de escolaridade mais elevado apresentem taxas mais baixas de deficiência cognitiva e de mortalidade, as pessoas que sofrem de deficiência cognitiva parecem estar em pior estado de saúde, o que leva a uma menor probabilidade de melhorar a cognição e a uma maior probabilidade de mortalidade em relação às pessoas com níveis de escolaridade mais baixos (Alley, Suthers e Crimmins, 2007).

De facto, manter um estilo de vida ativo é importante em qualquer idade. Depois dos 50 anos, isso torna-se ainda mais importante por várias razões. A manutenção da atividade melhora a qualidade de vida em geral, bem como as actividades da vida diária, a cognição, o sistema vascular, a artrite, as dores lombares, as doenças crónicas como a diabetes e muito mais. É muito importante estar consciente dos efeitos da atividade na saúde e tomar medidas para manter um estilo de vida ativo (Norton, Dew, Smith *et al,* 2012).

Especialmente no caso das populações idosas, os estudos humanos demonstram que o exercício visa muitos aspectos da função cerebral e tem amplos efeitos positivos na saúde geral do cérebro. Os benefícios do exercício físico foram comprovados na aprendizagem e na função de memória, na proteção contra a neurodegeneração e no alívio da depressão. O exercício aumenta a plasticidade sináptica, afectando diretamente a estrutura sináptica e potenciando a força sináptica, e reforçando os sistemas subjacentes que apoiam a plasticidade, incluindo a neurogénese, o metabolismo e a função vascular geral. Para além disso, vários estudos demonstraram que o exercício físico ajuda a reduzir ou a prevenir a deterioração cognitiva entre os adultos mais velhos, e também a melhorar a função cognitiva (Carl, Cotman, Nicole *et al* 2015).

No entanto, as alterações estruturais e funcionais induzidas pelo exercício foram documentadas em várias regiões do cérebro. Considera-se que o mecanismo-chave que medeia estes amplos benefícios do exercício no cérebro é a indução de factores de crescimento centrais e periféricos e cascatas de factores de crescimento, que instruem alterações estruturais e funcionais a jusante. Além disso, o exercício reduz os factores de risco periféricos, como a diabetes, a hipertensão e as doenças cardiovasculares, que convergem para causar disfunção cerebral e degeneração neurológica (Carl, Cotman, Nicole *et al* 2015).

Um mecanismo comum subjacente aos efeitos centrais e periféricos do exercício pode estar relacionado com a inflamação, que pode prejudicar a sinalização dos factores de crescimento, tanto a nível sistémico como no cérebro. Assim, através da regulação dos factores de crescimento e da redução dos factores de risco periféricos e centrais, o exercício assegura uma função cerebral bem sucedida (Fricke, 2013).

A insuficiência de vitamina D entre os idosos está altamente correlacionada com o declínio cognitivo acelerado e o desempenho prejudicado, particularmente em domínios como a perda de memória que estão associados à doença de Alzheimer e à demência, descobriram investigadores do Centro de Doença de Alzheimer da UC Davis e da Universidade Rutgers. O efeito é "substancial", com indivíduos com baixos níveis de vitamina D a declinarem a um ritmo três vezes mais rápido do que aqueles com níveis adequados de vitamina D (DeCarli *et al,* 2015).

Ao longo de cinco anos de acompanhamento, os indivíduos com deficiência de vitamina D registaram declínios cognitivos duas a três vezes mais rápidos do que os indivíduos com níveis séricos adequados de vitamina D. Por outras palavras, foram necessários apenas dois anos para que os indivíduos com deficiência diminuíssem tanto quanto os seus homólogos com níveis adequados de vitamina D diminuíram durante o período de acompanhamento de cinco anos (Eyles, Liu, Josh *et al* 2014).

Para além de melhorar a sensação de bem-estar físico e mental, o exercício pode proporcionar uma série de benefícios adicionais aos idosos. O exercício pode ajudá-lo a manter a força física e a flexibilidade, melhorar a amplitude de movimentos e aumentar os seus níveis de energia. De acordo com o sítio Web do National Institutes of Health Senior Health, o exercício pode também ajudar a resolver problemas de saúde específicos, como a hipertensão arterial, as doenças cardíacas, a diabetes e os problemas de equilíbrio (UN, 2013).

Norton, Dew, Smith et al, 2012 reconheceram muitos benefícios de manter um estilo de vida ativo como a) melhorar a mobilidade, a flexibilidade e o equilíbrio, b) aumentar a densidade óssea e diminuir o risco de osteoporose, c) controlar melhor a pressão sanguínea e melhorar a saúde do coração, d) melhorar a função respiratória e aumentar a resistência, e) diminuir o risco de doença de Alzheimer, f) prevenir e regular a diabetes, g) diminuir a obesidade, as doenças cardíacas e o cancro do cólon, h) diminuir o risco de depressão e i) reduzir o risco de queda aumentando o equilíbrio e a postura.

A atividade física regular de intensidade moderada, como caminhar, andar de bicicleta ou praticar desporto, tem benefícios significativos para a saúde (Wiener, Joshua *et al* 2013). Por exemplo, pode reduzir o risco de doenças cardiovasculares, diabetes, cancro do cólon e da mama e depressão. Além disso, um nível adequado de atividade física diminui o risco de fratura da anca ou das vértebras e ajuda a controlar o peso (OMS, maio de 2013).

Acredita-se que o exercício físico tem múltiplos efeitos positivos nos adultos mais velhos, incluindo os portadores de deficiência. Mais precisamente, o exercício previne e reduz o risco de desenvolvimento de condições secundárias que resultam do declínio funcional e da inatividade física. O exercício regular centrado na aptidão funcional, como a marcha, tem sido associado a reduções significativas dos níveis de dependência e incapacidade nos idosos (WHO May 2013 & Kovatch *et al* 2013).

Para além de melhorar a sensação de bem-estar físico e mental, o exercício pode proporcionar uma série de benefícios adicionais aos idosos. O exercício pode ajudá-lo a manter a força física e a flexibilidade, melhorar a amplitude de movimentos e aumentar os seus níveis de energia. O exercício pode também ajudar a combater problemas de saúde específicos, como a tensão arterial elevada, as doenças cardíacas, a diabetes e os problemas de equilíbrio (Kovatch & Segal 2013).

A atividade física regular e o exercício são a chave para manter o nível ótimo de saúde dos idosos, o que é de grande importância para a saúde física e mental de quase todas as pessoas. Pode ajudar a gerir o stress e melhorar o humor dos indivíduos. Além disso, pode ajudar a prevenir ou retardar muitas doenças e incapacidades. Em alguns casos, o exercício é um tratamento eficaz para muitas doenças crónicas. Mesmo um exercício mínimo pode proteger os idosos da perda de memória a longo prazo e até ajudar a inverter alguns dos efeitos do envelhecimento (Kamegaya, *et al.* 2012).

Importância do estudo:

O exercício físico regular é considerado a chave para que os idosos se mantenham num nível ótimo de saúde, devido à sua importância fundamental para a saúde física e mental dos idosos. Isto deve-se simplesmente ao facto de o exercício físico regular poder ajudar a prevenir ou retardar muitas doenças físicas e deficiências dos idosos, bem como ajudar a gerir o seu stress e melhorar o seu humor (Kamegaya, *et al.* 2012). Nalguns casos, o exercício físico regular protegeria os idosos da perda de memória a longo prazo e até ajudaria a reverter alguns dos efeitos cognitivos do envelhecimento. Todos estes aspectos melhorariam inevitavelmente o desempenho dos idosos nas suas actividades de vida diária.

Objetivo do estudo

O objetivo do estudo era duplo:

1- Avaliar as actividades da vida diária e as funções cognitivas dos idosos.

2- Avaliar o efeito do programa de exercício físico estruturado desenvolvido nas actividades da vida diária e nas funções cognitivas dos idosos.

Sujeitos e métodos

Hipóteses de investigação:

1- O desempenho das actividades de vida diária dos idosos será melhorado após a implementação do programa de exercício físico estruturado.
2- A função cognitiva dos adultos mais velhos será melhorada após a implementação do programa de exercício físico estruturado.

Conceção da investigação:

No presente estudo foi utilizado um desenho quase experimental (testes pré/pós) em que a amostra de idosos serviu de controlo. Este tipo de desenho adequa-se à natureza do problema em investigação e é frequentemente utilizado em investigações de enfermagem.

Dimensão e caraterísticas da amostra:

Uma amostra conveniente de 45 de um total de 60 mulheres idosas foi incluída no estudo de acordo com os seguintes critérios de inclusão e exclusão.

Critérios de inclusão:

- Idosos com 60 anos ou mais.
- Única mulher adulta.
- Idosos cujo estado de saúde física e fisiológica lhes permita participar no programa (de acordo com a avaliação do médico residente do lar geriátrico).

Critérios de exclusão:

-Doença crónica que impeça a participação no exercício físico (decidido pelos médicos responsáveis / residentes do idoso).

-Clientes comatosos.

Definição:

O presente estudo foi realizado num lar geriátrico de beneficência (secção feminina) na província de Gizé. Este lar geriátrico tem uma área e uma localização convenientes. É composto por sete pisos, três dos quais são dedicados a mulheres. Em geral, é higiénico, com quartos para idosos de densidade moderada. Dispõe de uma equipa médica e de enfermagem conveniente.

Instrumentos de recolha de dados:

Os dados foram recolhidos através da utilização de três instrumentos, um dos quais foi construído pelos investigadores, que é a **ficha de avaliação dos dados pessoais e clínicos**; enquanto os outros dois instrumentos já tinham sido estabelecidos, testados e utilizados anteriormente, que são o **Índice de Independência de Katz nas Actividades da Vida Diária (ADL)** (Mary & Meredith 1970) e **a Escala de Observação das Capacidades Cognitivas dos Enfermeiros (NOSCA)** (Persoon *etal* 2003).

1- Ficha de avaliação dos dados pessoais e clínicos.

Os investigadores elaboraram um questionário de entrevista que incluía os seguintes itens: idade, tempo de permanência no lar geriátrico, principais queixas físicas, presença de rede de apoio e diagnóstico médico (es).

2- Índice Katz de Independência nas Actividades da Vida Diária (ADL)

É composto por seis critérios, a saber

Banho: inclui actividades de cuidados pessoais, como fazer a barba e escovar os dentes e o cabelo.

Vestir: escolher o vestuário adequado e ser capaz de se vestir e despir, sem problemas com botões, fechos de correr ou outros fechos.

Comer: ser capaz de se alimentar.

Transferência: ser capaz de andar ou, se não for ambulatório, ser capaz de se transferir da cama para a cadeira de rodas e vice-versa.

Continência: ser capaz de controlar os intestinos e a bexiga, ou gerir a incontinência de forma independente.

Sanita: poder utilizar a casa de banho.

A pontuação total foi de 6. A pontuação total foi classificada em três níveis: uma pontuação de "6" indica uma função completa, "4" indica uma incapacidade moderada e 2 ou menos indica uma incapacidade funcional grave.

Validade e fiabilidade do Índice de Independência de Katz nas Actividades da Vida Diária (AVD): Nos quarenta e oito anos desde que o instrumento foi desenvolvido, foi modificado e simplificado e foram utilizadas diferentes abordagens de pontuação. No entanto, tem demonstrado consistentemente a sua utilidade na avaliação do estado funcional da população idosa. Embora não tenha sido possível encontrar na literatura relatórios formais de fiabilidade e validade, o instrumento é amplamente utilizado como padrão de avaliação das capacidades funcionais dos idosos em ambientes clínicos e domésticos (Best practice information on care of older adults 2012).

3- Escala de Observação das Capacidades Cognitivas dos Enfermeiros (NOSCA)

É um teste amplamente utilizado para avaliar a função cognitiva dos idosos; inclui os cinco itens seguintes:

Orientação: A consciência que uma pessoa tem de si própria no que respeita à posição, ao tempo, ao lugar e às relações pessoais.

Atenção: Capacidade de uma pessoa se concentrar numa coisa, apesar de outras coisas se passarem à sua volta.

Memória: A capacidade de uma pessoa reter informações na mente durante um breve período de tempo para realizar uma determinada tarefa.

Linguagem: As capacidades verbais, incluindo o vocabulário, são preservadas com a idade. As alterações mais comuns têm a ver com a recuperação de palavras ou com o processo de as fazer sair.

Aptidões visuo-espaciais: Pertencentes à perceção das relações espaciais entre objectos no campo de visão de uma pessoa; também chamadas visuo-espaciais.

A pontuação total varia de 0 a 24. A resposta "3" dos sujeitos significa que não foram observados problemas; "2" significa que surgiram problemas por vezes; "1" significa que surgiram problemas habitualmente e "0" significa que surgiram problemas repetidamente.

Valor normal da escala global NOSCA: pontuações mais baixas indicam menos capacidades cognitivas. 24 significa que não foram observados problemas cognitivos, enquanto 0,0 significa que os problemas cognitivos surgiram repetidamente.

Validade e fiabilidade do total da Escala de Observação das Capacidades Cognitivas dos Enfermeiros (NOSCA): A utilização da (NOSCA) fornece informações padronizadas, fiáveis e válidas sobre o comportamento cognitivo do doente na prática diária. O a de Cronbach da (NOSCA) e das suas subescalas foi de 0-98 e 0-66-0-93, respetivamente. As correlações item-total foram satisfatórias (global > 0-4) (Persoon *et al* 2012).

O programa de exercício físico estruturado

Foi desenvolvido pelos investigadores após uma extensa revisão da literatura relevante e dos recursos disponíveis. Os investigadores foram orientados pelas diretrizes da literatura, em particular pelas diretrizes dos Centros de Controlo e Prevenção de Doenças (CDC 2002) e Kovatch *etal* (2013),

Os objectivos gerais do programa de exercício físico estruturado (SPEP) eram: 1) Educar os idosos da amostra do estudo sobre formas de alcançar um estilo de vida ativo; 2) Ajudar os idosos a manter ossos, músculos e articulações saudáveis; 3) Melhorar as actividades da vida diária e as funções cognitivas dos idosos.

O estudo foi efectuado nas seguintes fases:

1- Fase preparatória:

Foi feita uma revisão da literatura relacionada, abrangendo todos os aspectos do estudo; livros, jornais, artigos e revistas disponíveis, para se familiarizarem com o problema da investigação e desenvolverem o instrumento de estudo, tendo orientado os investigadores no processo de preparação do instrumento utilizado no estudo. Durante a fase de avaliação, os instrumentos de recolha de dados e os meios de comunicação foram preparados pelos investigadores sob a forma de um folheto. Este processo durou cerca de três meses, com início em 8 de maio de 2013 e termo em 21 de agosto de 2013.

2- Fase de planeamento (fase preparatória):

A fase de planeamento inclui a estratégia do programa, o tempo, o número de sessões, os métodos de ensino, os meios de comunicação utilizados e o local de ensino. Este programa é composto por 10 sessões.

No início de cada sessão, havia uma breve informação sobre a importância e o efeito dos exercícios nos sistemas do corpo. Cada sessão tinha um exercício de aquecimento e um de arrefecimento como base e dois exercícios variáveis, cada sessão durava cerca de 45 minutos, o conhecimento 10 minutos, o aquecimento 10 minutos, o exercício principal 20 minutos, o arrefecimento 5 minutos.

3- Implementação do exercício físico estruturado (fase de implementação):

No início, foi obtida uma autorização por escrito do diretor do lar geriátrico de beneficência (secção feminina) na província de Giza, depois de explicada a estratégia do estudo. Em seguida, o objetivo do estudo foi explicado às mulheres idosas e foi obtido o seu consentimento para participarem na investigação.

A amostra do estudo (n=45) foi classificada aleatoriamente em 6 grupos. Cada grupo era constituído por 7 a 8 elementos. Cada um dos dois grupos aplicou as sessões do programa de forma paralela, na mesma semana e em dias diferentes. O número total de sessões do programa foi de 10, uma sessão por semana para cada grupo. O pré-teste foi efectuado na primeira sessão antes da implementação do programa para todos os grupos. O tempo necessário para o preenchimento da folha de questionário foi de cerca de 15 minutos para cada cliente. O tempo total utilizado na aplicação do programa foi de 10 semanas, com início em 22-8-2013 a 3-11 2013.

Sessão 1; "Pré-teste e introdução sobre o programa".

Sessão 2: Praticar exercícios de respiração, não mais de 4 ou 5 de cada vez, extensão dos joelhos, elevações do calcanhar, abdução dos braços, braços para cima e braços cruzados.

Sessão 3: Sentado numa cadeira com boa postura, segure uma bola com as duas mãos ligeiramente à frente do corpo Aperte a bola para ativar as articulações dos dedos e, em seguida, pressione lentamente a bola com as duas mãos, como se estivesse a tentar esvaziá-la. Manter durante 4 segundos e soltar lentamente.

Sessão 4: Exercício de peito com bola, começando com a bola a meio em direção ao peito, mantendo sempre os ombros para trás, apertando ligeiramente a bola enquanto a afasta. Durante cerca de 2 segundos, estender os braços, juntar as omoplatas e puxar a bola de volta para o peito.

Sessão 5: Torções abdominais, segurar uma bola com as duas mãos e rodar lentamente a mão para a direita, tanto quanto for confortável, depois rodar de volta para o centro e repetir na direção oposta. Extensões do joelho, sentado na borda de uma cadeira com boa postura e joelhos dobrados, segure nas laterais da cadeira com as mãos, estenda o joelho direito para fora, certificando-se de manter o joelho ligeiramente dobrado.

Sessão 6: Extensões de braços à cabeça, sentado numa cadeira com boa postura, segure uma bola com as duas mãos e levante-a acima da cabeça, com os braços esticados sem bloquear os cotovelos. Mantendo os cotovelos puxados na direção da cabeça, dobre lentamente os cotovelos para baixar a bola ao longo da parte de trás do pescoço, utilizando cerca de 2 segundos para descer e, em seguida, 2 segundos para empurrar a bola de volta para cima da cabeça. Elevações do calcanhar Sentado na beira de uma cadeira, com boa postura e joelhos dobrados, coloque os pés apoiados no chão Levante os calcanhares do chão, subindo para as pontas dos pés. Manter durante 1 segundo e depois soltar.

Sessão 7: Extensão de cabeça com flexões laterais

Sentado numa cadeira com boa postura, levante os braços para cima. Mantenha durante 10 segundos. Deixe o braço direito relaxar ao seu lado (pode apoiar a mão no assento da cadeira enquanto o braço esquerdo se mantém acima da cabeça). Incline-se lentamente para a direita e estique o braço esquerdo por cima da cabeça para a direita. Mantenha a posição durante 8 a 10 segundos. Volte à posição central, puxando novamente os dois braços para cima. Repita a operação dobrando-se para o lado oposto, relaxando desta vez o braço esquerdo para o lado.

Alongamento do pescoço Sentado numa cadeira com boa postura, incline lentamente a cabeça para o ombro direito. Manter a cabeça nesta posição e estender o braço esquerdo para o lado e ligeiramente para baixo, de modo a que a mão fique ao nível da cintura. Soltar e repetir do lado esquerdo.

Sessão 8: Antebraço: Supinação - virar a parte inferior da mão para que a palma fique para cima

Flexão do pulso, dedos e polegar - dobrar o pulso para a frente, Hiperextensão - trazer a superfície dorsal da mão o mais para trás possível, Abdução (flexão radial) - trazer o pulso medialmente em direção ao polegar, Adução (flexão ulnar) - dobrar o pulso lateralmente em direção ao 5º dedo

Dedos e polegar: Flexão - dobrar os dedos e o polegar para dentro da palma da mão, fazer um punho Extensão - endireitar os dedos e o polegar, Hiperextensão - dobrar os dedos o mais para trás possível, Abdução - afastar os dedos / estender o polegar lateralmente Adução - juntar os dedos / polegar

Sessão 9; Exercícios para o ombro e o cotovelo (existem menções anteriores)

Sessão 10: Avaliação da sessão de exercício físico através da realização do pós-teste.

Todos os idosos da amostra do estudo tinham completado todas as sessões do programa de exercício físico estruturado.

Considerações éticas:

Foram seguidos todos os princípios éticos relevantes em matéria de investigação. O protocolo do estudo foi aprovado pela autoridade competente. Foi obtido o consentimento informado oral dos participantes para participarem no estudo, depois de os ter informado sobre os objectivos e benefícios do programa, bem como sobre os seus direitos de participar, recusar ou desistir em qualquer altura. Foi garantida a total confidencialidade de todas as informações obtidas. A manobra de estudo foi considerada segura para os participantes. No entanto, o programa é realizado numa instalação onde se pode aceder facilmente a assistência médica se surgirem problemas.

Um estudo piloto

Foi efectuado um estudo-piloto no início do estudo. Incluiu 5 adultos mais velhos para investigar a viabilidade dos instrumentos de recolha de dados e a sua clareza, tendo sido posteriormente incluídos na amostra do estudo.

Análise estatística:

A introdução de dados e a análise estatística foram efectuadas utilizando o pacote de software estatístico SPSS 16.0. Os dados foram apresentados utilizando estatísticas descritivas e o teste do Qui-quadrado foi utilizado para medir as diferenças entre o pré-teste e o pós-teste para variáveis não paramétricas e o teste T para variáveis paramétricas. A análise de correlação de Pearson foi utilizada para avaliar as inter-relações entre variáveis quantitativas. A significância estatística foi considerada com um valor de $p < 0,05$.

Resultados

Tabela (1): Caraterísticas demográficas dos idosos da amostra estudada (n = 45).

Socio-Demographic Data	NO.	%
1. Age by years		
60 – 65	6	13.3
> 65 – 70	3	6.7
> 70	36	80.0
2-Presence of support network		
Present	34	75.5
Not present	11	24.5
3- Number of offspring		
1-2	15	33.3
3-5	27	60.0
6 or more	3	6.7

A tabela (1) mostra que a maioria da amostra (80%) tinha mais de 70 anos, enquanto uma minoria de 6,7% tinha entre 65 e 70 anos. Relativamente à presença de uma rede de apoio, os dados revelaram que a maioria da amostra do estudo (75,5%) tinha uma rede de apoio. Além disso, os dados revelaram que cerca de um terço (33,3%) da amostra do estudo tem 1-2 descendentes, em comparação com 60% que têm 3-5 descendentes.

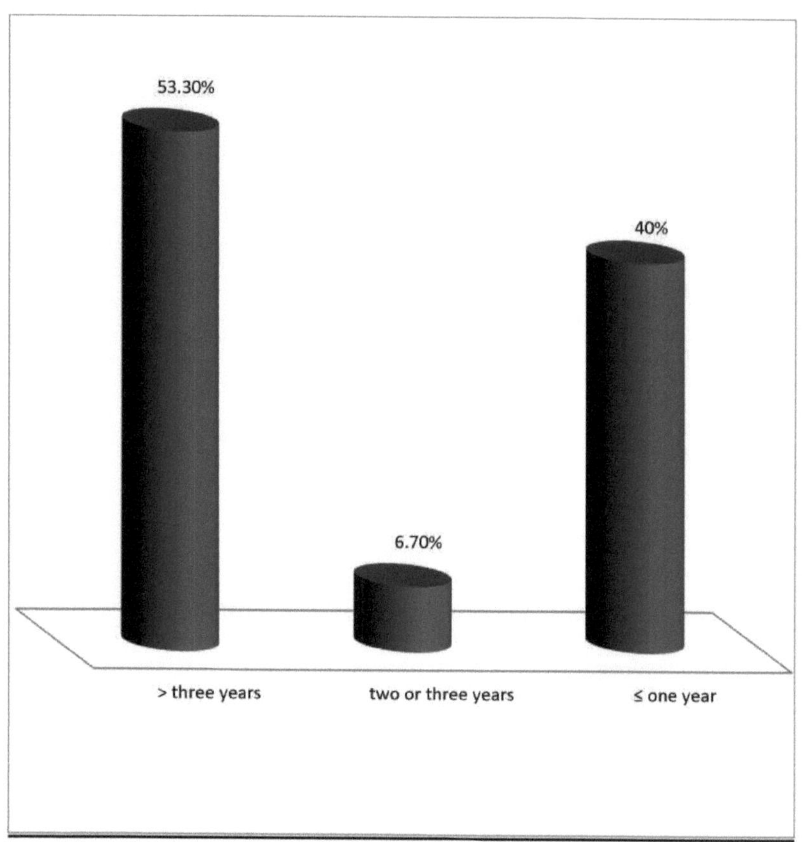

Figura (1): Duração da estadia dos idosos no lar geriátrico (n = 45)

A figura (1) ilustra que mais de metade da amostra do estudo (53,3%) permaneceu mais de três anos no lar geriátrico, em contraste com 40% que tiveram menos de um ano de permanência no mesmo.

Tabela (2): Distribuição percentual do histórico médico dos idosos da amostra estudada (n = 45)

Medical History Data	NO.	%
Physical disorders		
Diabetes Mellitus (DM)	24	53.3
Hypertension	18	40.0
Rheumatism	6	13.3
Breast Cancer	3	6.7
Psychological disorders		
Dementia	8	17.77
Schizophrenic	7	15.55
Main Complaint (s)		
Urinary Tract Infection	9	20
Sleep Disturbance	7	15.55
Joint Stiffness	24	53.3
Back Pain	10	22.22

A Tabela (2) mostra que mais de metade da amostra do estudo (53,3%) tinha antecedentes médicos de DM e 40% tinha antecedentes médicos de hipertensão, enquanto 6,7% da amostra do estudo tinha antecedentes médicos de cancro da mama. No que diz respeito à queixa principal, os dados mostram que mais de metade da amostra do estudo (53,3%) tinha como queixa principal a rigidez articular, enquanto um quinto (22,22%) tinha como queixa principal a infeção do trato urinário e outro quinto (20%) tinha como queixa principal a dor nas costas. Entretanto, cerca de um sexto (15,55%) da amostra do estudo tinha como queixa principal a perturbação do sono.

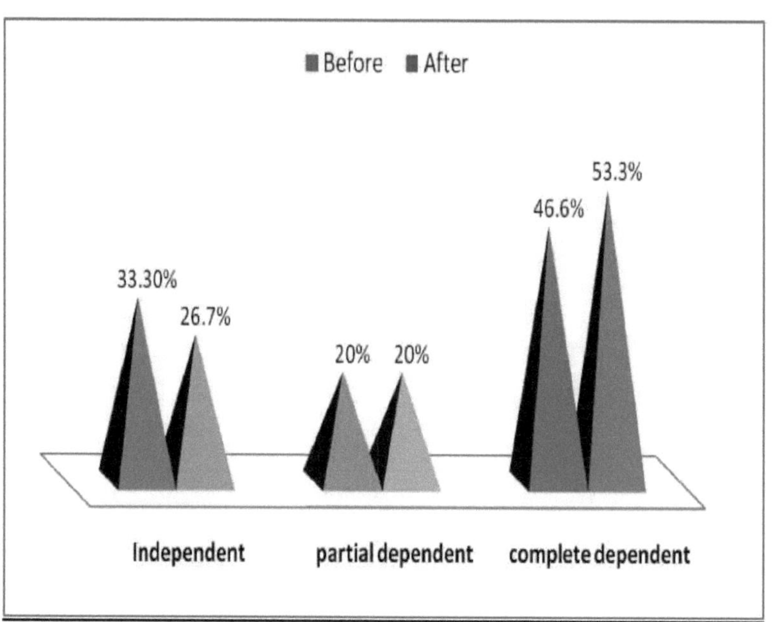

Figura (2) Nível de desempenho nas actividades da vida diária antes e depois da aplicação do programa de exercício físico estruturado (n = 45)

A Figura (2) mostra que mais de metade da amostra do estudo (53,3%) era completamente dependente antes de implementar o programa de exercício físico estruturado, em comparação com 46,6% que eram completamente dependentes após a implementação/participação no programa. Enquanto mais de um quarto da amostra do estudo (26,7%) era independente antes de implementar o programa de exercício físico estruturado, em comparação com 33,3% que se tornaram independentes após a implementação/participação no programa.

Tabela (3): Correlação entre o nível de atividade diária dos idosos e as suas caraterísticas sócio-demográficas (n =45)

Variables		Total No	Completely Dependent		Partially-dependent		Independent		X^2	P
			N	%	N	%	N	%		
Age by years	60 – 65	6	6	13.3	0	-	0	-	2.500	0.045*
	> 65 – 70	3	3	6.7	0	-	0	-		
	> 70	36	18	40	9	20	9	20		
Presence of support network	Present	34	24	53.3	9	20	9	20	0.714	0.001*
	Not present	11	3	6.7	0	-	0	-		
Number of offspring	1-2	15	12	26.6	0	-	3	6.7	5.407	0.048*
	3-5	27	15	33.3	6	13.3	6	13.3		
	>5	3	0	-	3	6.7	0	-		

(*) estatisticamente significativo

A Tabela (3) mostra que foi encontrada uma diferença estatisticamente significativa entre o nível de realização de ADL e as diferentes idades da amostra do estudo (X2 = 2,500 e valor de P = 0,045). Além disso, os dados revelam que existe uma grande diferença estatisticamente significativa entre o nível de realização das AVD e a presença da rede de apoio da amostra do estudo (X2 = 0,714 e P-valor = <0,001). Além disso, foi encontrada uma diferença estatisticamente significativa entre o número de filhos da amostra do estudo e a presença da rede de apoio (X2 = 5,407 e valor de P = 0,048).

Tabela (4): Correlação entre o nível cognitivo dos idosos e as suas caraterísticas sócio-demográficas (n =45)

Variables		Total No	MILD		MODREATE		SEVERE		X^2	P
			N	%	N	%	N	%		
Age by years	60 – 65	6	0	0	3	6.7	3	6.7	2.419	0.064
	> 65 – 70	3	0	0	3	6.7	0	0		
	> 70	36	9	20	15	33.3	12	26.6		
presence support network	Present	34	6	13.3	21	46.6	15	33.3	3.275	0.076
	Not present	11	3	6.7	0	0	0	0		
Number of offspring	1-2	15	6	13.3	3	6.7	6	13.3	5.469	0.084
	3-5	27	3	6.7	15	33.3	9	20		
	> 5	3	0	0	3	6.7	0	0		

(*) estatisticamente significativo

A Tabela (4) mostra que não foram encontradas diferenças estatisticamente significativas entre o nível cognitivo da amostra estudada e as suas idades, a presença de uma rede de apoio ou o número de filhos.

Tabela (5): Relação entre as pontuações dos domínios da escala de função cognitiva dos idosos antes e depois da aplicação do programa de exercício físico (n=45)

Items	Pre-test Mean ± SD	Post-test (1) Mean ± SD	Post-test (2) Mean ± SD	F-test	P-value
Orientation	1.17+0.89	1.67+0.55	1.57+0.55	1.52	0.04*
Attention	2.03+1.04	2.40 +1.02	2.20+0.94	2.16	0.00*
Memory	1.26+0.98	1.62+1.00	1.41+1.01	1.65	0.02*
Language	2.26+0.39	2.35+0.38	2.30+0.38	1.38	0.01*
Visual-spatial skills	2.26+0.90	2.67+0.86	2.43+0.77	0.39	0.05*

(*) estatisticamente significativo

A Tabela (5) mostra que foram encontradas diferenças estatisticamente significativas, indicando melhoria, entre todos os itens da escala NOSCA antes e depois da aplicação do programa de exercício físico estruturado.

Tabela (6): Relação entre as pontuações da escala de atividade da vida diária e da escala de função cognitiva dos idosos antes e depois da aplicação do programa de exercício físico estruturado (n=45)

Items	Pre-test Mean ± SD	Posttest (1) Mean ± SD	Post-test (2) mean ±SD	F-test	P-value
ADL	1.73±0.62	2.20±0.67	1.90+0.77	1.36	0.007*
NOSCA	1.53+0.58	1.99±0.72	1.97+0.55	1.70	0.004*

(*) estatisticamente significativo

A Tabela (6) mostra que foram encontradas diferenças estatisticamente significativas, indicando melhoria, entre as pontuações das escalas ADL e NOSCA dos idosos antes e depois da aplicação do programa de exercício físico estruturado (valor P = 0,007 e 0,004), respetivamente.

Discussão

Acredita-se que a fragilidade dos doentes idosos é, na maioria das vezes, composta por problemas somáticos, psicológicos e sociais em simultâneo, que podem resultar em problemas no funcionamento cognitivo, humor, comportamento, actividades da vida diária e, consequentemente, na qualidade de vida (Langley 2000 & Flaherty *et al* 2003). A determinação do estado físico e cognitivo do indivíduo é importante para a escolha das intervenções de enfermagem (Foreman, *etal*, 2003). As capacidades físicas e cognitivas do doente orientam consideravelmente os cuidados de enfermagem porque influenciam a comunicação, o apoio a dar nas actividades da vida diária, o reconhecimento e o tratamento de outros problemas de enfermagem, por exemplo, a dor e os problemas comportamentais (Milisen, *etal* 2006 & Persoon *et al* 2009).

A literatura demonstra claramente que, em comparação com homens e mulheres menos activos, os idosos fisicamente activos apresentam taxas mais baixas de problemas de saúde físicos, psicológicos ou mentais que ameaçam a vida. O exercício físico melhora a mobilidade, a flexibilidade, o equilíbrio e a postura dos adultos com mais de 50 anos e melhora a flexibilidade, a coordenação e reduz o risco de quedas. Além disso, o exercício regular é bom para as funções cerebrais e pode ajudar a manter o cérebro ativo, prevenindo a perda de memória, o declínio cognitivo e a demência. O exercício pode mesmo ajudar a retardar a progressão de doenças cerebrais como a doença de Alzheimer (Spirduso 2007).

Com base nisso, o planeamento e a implementação de exercícios físicos estruturados e de programas de exercício centrados no bem-estar e na promoção da saúde preparam os adultos mais velhos para estarem equipados para tomar decisões sensatas relacionadas com a saúde na sua vida, que garantam a sua saúde e bem-estar.

Para que isso seja alcançado, a disponibilização de programas eficazes de exercício físico em lares de idosos geriátricos pode dar-lhes a oportunidade de se manterem saudáveis durante um período mais longo das suas vidas (Guralnik 2006).

Os resultados do presente estudo serão discutidos em termos de ADL dos idosos e do funcionamento cognitivo em relação à implementação do programa de exercício físico estruturado. A discussão irá abranger as seguintes hipóteses: 1) Os níveis de realização das actividades de vida diária entre os idosos serão melhorados após a implementação do programa de exercício físico estruturado, 2) A função cognitiva dos idosos será melhorada após a implementação do programa de exercício físico estruturado.

A amostra total era constituída por quarenta e cinco mulheres idosas que viviam num lar geriátrico de beneficência (secção feminina) na província de Gizé. As suas idades eram de 60 anos ou mais; a maioria delas tinha mais de 70 anos. Os resultados do estudo revelaram que mais de metade dos idosos eram completamente dependentes, enquanto mais de um quarto eram independentes. Os resultados do estudo também revelaram que cerca de dois terços da amostra do estudo tinham um mínimo de três e até mais de cinco filhos. Estes resultados estão de acordo com (Gligoroska *etal* 2012), que descobriram que a idade avançada e a baixa escolaridade, bem como os padrões socioeconómicos mais baixos, têm sido independentemente associados a um pior estado funcional e de dependência.

O estudo atual concluiu que mais de metade da amostra do estudo tinha antecedentes médicos de DM e quarenta por cento tinha antecedentes médicos de hipertensão. Entretanto, mais de metade da amostra do estudo tinha como queixa principal a rigidez articular, em comparação com quase um oitavo da amostra do estudo que tinha como queixa principal a dor nas costas. Estes resultados estão em harmonia com Wisdom, Wiener et al (2010), que afirmam que existem provas de que as mulheres podem ser mais susceptíveis de ter múltiplas deficiências de saúde física, possivelmente devido ao facto de sofrerem de taxas mais elevadas de doenças incapacitantes não fatais, como a diabetes, a hipertensão e a osteoartrite.

Focando nas AVDs da amostra estudada, foi encontrada uma diferença estatisticamente significativa, indicando melhoria, entre os níveis de realização das AVDs entre os idosos da amostra estudada antes e depois da implementação do programa de exercício físico estruturado. Estes resultados são consistentes com o estudo de (Bozo 2010) que concluiu que a atividade física regular está relacionada com o adiamento da incapacidade e da vida independente nos idosos. Mesmo em indivíduos com doenças crónicas, a participação sistemática em actividades físicas melhora a função física.

O presente estudo provou que foi encontrada uma diferença estatisticamente significativa, indicando melhoria, entre o nível de realização das actividades da vida diária e os dados da história clínica da amostra do estudo, demonstrando melhorias na realização das actividades da vida diária para toda a amostra do estudo, independentemente do seu diagnóstico médico. Estes resultados estão em consonância com (Lautens *et al* 2008) que referiram que a atividade física está relacionada com a função física e que a deterioração da função prediz a dependência e o risco relativo de admissão em lares geriátricos, particularmente as funções de andar e a capacidade de participar em actividades ao ar livre.

O presente estudo ilustrou que, diferenças estatisticamente significativas, indicando melhoria, foram encontradas entre pré/pós - teste para ADL e escalas NOSCA antes e depois da implementação do programa de exercício físico estruturado. Este resultado vai ao encontro de (Lautenschlager & Nicola 2008) que afirmam que, quanto mais ativo for o adulto idoso, maiores serão as suas realizações e melhorias das capacidades cognitivas.

Considerando um estudo recente que examinou os efeitos do exercício multicomponente na função cognitiva de adultos mais velhos com défice cognitivo ligeiro amnéstico, concluiu-se que o treino de exercício de resistência pode melhorar a cognição e desempenhos cognitivos específicos.

Quanto ao impacto da atividade física na cognição dos adultos mais velhos, é mais fortemente apoiado pelos resultados de estudos longitudinais, que geralmente mostram que os adultos mais velhos que participaram em atividade física mostram menos declínio cognitivo ao longo de períodos de acompanhamento de dois a 10 anos, no que diz respeito a uma variedade de domínios cognitivos (memória de trabalho, velocidade de processamento, atenção e funcionamento mental geral), (Barnes *et al* 2003). Na mesma linha, o presente estudo ilustrou que foram encontradas diferenças estatisticamente significativas, indicando melhoria, entre o pré/pós-teste para os domínios da escala da função cognitiva antes e depois da implementação do programa de exercício físico estruturado.

Da mesma forma, este resultado é congruente com (Chaddock *etal.* 2011) que afirmaram que, o exercício aeróbico é potencialmente importante não só para parar o declínio neuronal causado pelo processo de envelhecimento, mas também é um mecanismo potencialmente eficiente para a reversão de algumas funções normais que foram perturbadas devido a reduções na estrutura cerebral relacionadas com o envelhecimento.

Este estudo mostrou que não foram encontradas diferenças estatisticamente significativas entre o nível cognitivo da amostra estudada e as suas idades, a presença de uma rede de apoio ou o número de filhos. Este facto pode dever-se ao número reduzido da amostra, que não permitiu a deteção de diferenças. Este resultado contradiz (Perls, *et al* 2005 & Kruk *et al* 2007) que afirmam que a diminuição do desempenho cognitivo está significativamente associada à disponibilidade do apoio circundante do adulto mais velho e que o ponto central deste apoio é a presença dos seus descendentes (se existirem).

Conclusão

O exercício diário e as actividades sociais afectam positivamente o funcionamento físico e cognitivo dos idosos, resultando num maior nível de independência.

Tanto as actividades de vida diária (ADL) como as funções cognitivas dos idosos da amostra do estudo estavam em declínio antes da implementação do programa de exercício físico estruturado, mas melhoraram significativamente após a implementação do programa. Assim, os resultados do presente estudo apoiam a primeira e a segunda hipóteses que são: (1) Os níveis de realização das actividades da vida diária entre os idosos serão melhorados após a implementação do programa de exercício físico estruturado e (2) A função cognitiva dos idosos será melhorada após a implementação do programa de exercício físico estruturado.

Recomendações

O estudo atual recomenda:

1- Ampla gama de aplicações do sistema físico estruturado desenvolvido programa de exercício em adultos mais velhos no Egito deve ser considerado.

2- Desenvolver programas educativos como ferramentas para melhorar a conhecimentos, atitudes e práticas actuais dos adultos mais velhos para melhorar a sua atividade diária e o seu funcionamento cognitivo.

3- Replicação do presente estudo em diferentes contextos e em maiores dimensões

As amostras do estudo permitiriam uma maior generalização.

Referências

1- *"Relatório das Nações Unidas (ONU) sobre o Desenvolvimento Humano 2005" (PDF). Programa das Nações Unidas para o Desenvolvimento. Arquivado do original (PDF) em 2008-05-27. Recuperado em 2010-10-07.*

2- Agnes Lievre, doutorada. (2008). Journal of Aging Health June vol. 20 no. 4456-477Educational Differentials in Life Expectancy With Cognitive Impairment Among the Elderly in the United States. Instituto Nacional de Estudos Demográficos, Paris.

3- Associação Americana de Psicologia APA. (2013). Saúde dos adultos mais velhos e alterações relacionadas com a idade, http://www.apa.org/pi/aging/resources/guides/older.aspx7ite m=2

4- Andrew D. Tiedt, Yasuhiko Saito e Eileen M. Crimmins (2015). Depressive Symptoms, Transitions to Widowhood, and Informal Support From Adult Children Among Older Women and Men in Japan [Sintomas Depressivos, Transições para a Viuvez e Apoio Informal de Filhos Adultos entre Mulheres e Homens Idosos no Japão]. Gabinete de Estatísticas da Justiça, Departamento de Justiça dos EUA, 810 7th Street, NW, Washington, DC 20531, EUA.

5- APA. (2013). Mudanças na Saúde Mental e nos Processos Mentais, http://www.apa.org/pi/aging/resources/guides/older.aspx7ite m=3

6- APA. (2013). Mudanças na Saúde Mental e nos Processos Mentais, http://www.apa.org/pi/aging/resources/guides/older.aspx7ite m=6

7- Barnes D. E., Yaffe K., Satariano W. A., e Tager I. B. (2003). "A longitudinal study of cardiorespiratory fitness and cognitive function in healthy older adults", Journal of the American Geriatrics Society, vol. 51, no. 4, pp. 459465, 2003.

8- Sociedade de Beneficência. (2013). (www.benevolent.org.au).

9- Informação sobre as melhores práticas de cuidados a adultos mais velhos. (2012). Universidade de Nova Iorque, Faculdade de Enfermagem, número 2, revisto. Sítio Web do Instituto Hartford www.hartfordign.org & www.ConsultGeriRN.org.

10- Bozo O, Guarnaccia CA.(2010): Actividades da Vida Diária, Apoio Social e Saúde Futura dos Idosos Americanos. The Journal of Psychology, 2010, 144(1), 1-14

11- Carl W. Cotman, Nicole C. Berchtold, e Lori-Ann Christie. (2007). Trends in neuroscience, Exercise builds brain health: key roles of growth fator cascades and inflammation Volume 30, Número 9, setembro de 2007, Páginas 464-472 Codificado em Copyright © 2015 Elsevier B.V. ou seus licenciadores ou colaboradores. ScienceDirect® é uma marca registada da Elsevier B.V.

12- Chaddock L, Pontifex M, Hillman CH, Kramer AF. A Review of the relation of Aerobic Activity to Brain Structure and Function in Children (Uma revisão da relação entre a atividade aeróbica e a estrutura e função do cérebro em crianças). J of Int Neuropsychol Society. 2011; 17: 1-11. Doi.

13- Charles DeCarli, MD et al.(2015). Status da vitamina D e taxas de declínio cognitivo em uma coorte multiétnica de adultos mais velhos. *JAMA Neurology,* setembro de 2015 DOI: 10.1001/jamaneurol.2015.2115

14- Colcombe S J Erickson KI, Raz NI et al. Aerobic fitness reduces brain tissue loss in aging humans. J Gerontol A Biol Sci Med Sci. 2003; 58A: 176-180. Codificado em The Effect of Physical Activity on Cognition - Physiological Mechanisms Mat Soc Med. 2012 Sep; 24(3): 198-20

15- Dawn Alley, Kristen Suthers e Eileen Crimmins (2007). Education and Cognitive Decline in Older Americans: Results From the AHEAD Sample (Resultados da amostra AHEAD). *Research on Aging, janeiro de 2007; vol. 29, 1: pp. 73-94.*

16- Egito Estrutura etária. (2014). www.indexmun- di.com/factbook> Países > Egito > Demografia. 23 de agosto.

17- Eyles DW, Liu PY, Josh P, Cui X. (2014). Distribuição intracelular do recetor de vitamina D no cérebro: comparação com tecidos-alvo clássicos e redistribuição com o desenvolvimento. *Neuroscience.* 2014;268:1-9.

18- Flaherty, E., Fulmer, T., & Mezey, M. (2003). Geriatric Nursing

Review Syllabus: a core curriculum in advanced practice geriatric nursing. New York: Sociedade Americana de Geriatria.

19- Foreman, M. D., Fletcher, K., Mion, L. C., & Trygstad, L. (2003). Assessing cognitive function, Geriatric protocol for best practice, editado por M. Mezey, T. Fulmer, I. abraham, & D. A. Zwicker, pp. 99-115. New York: Springer Publishing Company.

20- Fricke J. 2013. Actividades da vida diária. Em: JH Stone, M Blouin, editores. Enciclopédia Internacional de Reabilitação

21- Gligoroska, Pluncevic, J. e Sanja Manchevska. "O efeito da atividade física na cognição - mecanismos fisiológicos". Materia socio-medica 24.3 (2012):198.

22- Graf C.M.S. (2008). A Escala Instrumental de Actividades da Vida Diária de Lawton. AJN, American Journal of Nursing, ,108:(4),52 - 62.

23- Guralnik, j. M., e. M. Simonsick, l. Ferrucci, et al. A short physical performance battery assessing lower extremity function: association with self-reported disability and prediction of mortality and nursing home admission. J. Gerontol. Med. Sci. 49:M85-M94, 2006.

24- Heyn, BC et al (2004). Congresso Americano de Medicina de Reabilitação e Academia Americana de Medicina Física e Reabilitação, Elsevier.

25- http://305fit.org/2012/06/21/active-aging-the-benefits-of- staying-active-for-the elderly/http://nihseniorhealth.gov/exerciseforolderadults/hea

lthbenefits/01.html

26- Kamegaya, et al. (2012). Exercício físico agradável Programa de Prevenção do Declínio Cognitivo em Idosos residentes na comunidade com queixas subjectivas de memória. Geriatric GerontolInt12 (4): 673-679.

27- Kovatch S., Smith M., e Segal J., (2013): Maintaining of life style after 50 years of age; Exercise and Fitness retrieved from, http:// www.helpguide.org/life/senior

28- Kovatch, S. M.F.A., e Segal, J. (2013). Exercício e aptidão física acima de 50 anos, http://www.helpguide .org/life/senior_fitness_sports. htm.

29- Kruk e Joanna (2007) "Physical activity in the prevention of the most frequent chronic diseases: an analysis of the recent evidence." A sian Pacific Journal of Cancer Prevention 8.3 (2007): 325.

30- Langley, L. K. (2000). Cognitive assessment of older adults, Assessing older persons: measures, meaning, and practical applications, editado por Kane RL & R. Kane, pp. 65-128. Nova Iorque: Oxford University Press.

31- Lautenschlager & Nicola T. (2008). "Efeito da atividade física na função cognitiva em adultos mais velhos em risco de doença de Alzheimer." JAMA: o jornal da Associação Médica Americana 300.9 (2008): 1027-1037.

32- Milisen, K., Braes, T., Fick, D. M., & Foreman, M. D. (2006). Avaliação cognitiva e diferenciação dos 3 Ds (demência, depressão, delirium). Nurs. Clin. North Am. 41, 1-22, v.

33- Norton MC, Dew J, Smith H, et al.(2012). O padrão de comportamento de estilo de vida prevê demência incidente e doença de Alzeimer. O estudo do condado de Cache. J Am Geratr Soc. março de 2012; 60:401-412.

34- Perls, Thomas T., Morris JN, Ooi WL, Lipsitz LA "The relationship between age, gender and cognitive performance in the very old: the effect of selective survival." Journal of the American Geriatrics Society (2005).

35- Persoon (2011): Desenvolvimento da Escala de Observação das Capacidades Cognitivas dos Enfermeiros ISRN Nursing

36- Persoon et al . (2012), Validação do questionário NOSCA - nurses' escala de observação das capacidades cognitivas. Jornal de Enfermagem Clínica, 21:3025-3036. doi: 10.111 1/j.1365-2702.2012.04129.x

37- Persoon, A., Joosten-Weyn Bannigh, L., Vrie, W. v. d., Olde Rikkert, M. G. M. & Achterberg, T. v.. Observação diária do funcionamento cognitivo em pacientes hospitalizados em guerras geriátricas. J of Clinical Nursing, 2009; 18, 19301936.

38- Spirduso, Waneen W., e D. Leilani Cronin. "Exercise dose-response effects on quality of life and independent living in older adults."

Medicine and Science in Sports and Exercise 33.6; SUPP (2007): S598-S608.

39- Treino de força para adultos mais velhos (2002). Centros de Controlo e Prevenção de Doenças, Growing Stronger. http ://www.cdc. gov/nccdphp/dnpa/physical/growin g stronger.

40- Suzuki et al. (2012). Efeitos do exercício multicomponente na função cognitiva em adultos mais velhos com comprometimento cognitivo leve amnéstico: um estudo controlado randomizado. BMC Neurology 12:128.

41- Suzuki et al: Efeitos do exercício multicomponente na função cognitiva em adultos mais velhos com comprometimento cognitivo leve amnéstico: um estudo controlado randomizado. BMC Neurology 2012 12:128.

42- *Organização das Nações Unidas (ONU). "Envelhecimento da população mundial 2013" (PDF).*

43- Departamento de Saúde e Serviços Humanos dos EUA, Administração para a Vida Comunitária, 2012. http ://www.aoa. gov/Aging_Statistics/Profile/2012/4 .aspx.

44- OMS maio (2013). Physical Activity And Older Adult, http ://www.who. int/dietphysicalactivity/factsheet_olderadul ts/en.

45- Wiener, Joshua M., et al. (2013). Medição das actividades da vida diária: Comparações entre inquéritos nacionais". Journal of Gerontology 45.6: S229-S237.

46- Wisdom, Marjorie . Mcgee, Horner-johnson, Yvonne. Michael,

Adams, e Berlin . (2010). Disparidades de saúde entre mulheres com e sem deficiência: A Review of the Research. Soc Work Public Health. 2010 May; 25(3): 368-386. doi: 10.1080/19371910903240969.

47- Woodford H.J. e J. George, (2007). Cognitive assessment in the elderly (Avaliação cognitiva nos idosos). QJM: An International Journal of Medicine, , 100 :(8) , 469-484.

48- Organização Mundial de Saúde OMS (2013). Estatísticas da saúde e os sistemas de informação sobre saúde, http ://www.who. int/healthinfo/survey/ageingdefnolder/en/.

49- *Organização Mundial de Saúde. "Cidades globais amigas da idade: um guia" (PDF). OMS. Recuperado em 5 de maio de 2015.*

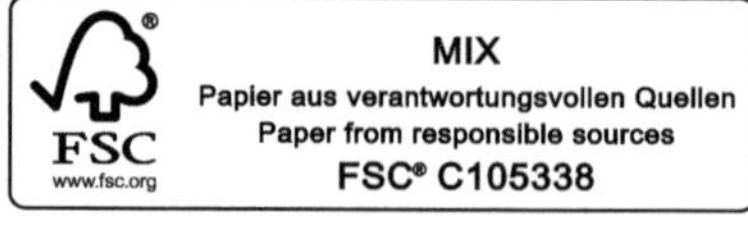

Printed by Books on Demand GmbH, Norderstedt / Germany